Erziehung eines Kindes mit oppositioneller Trotzstörung

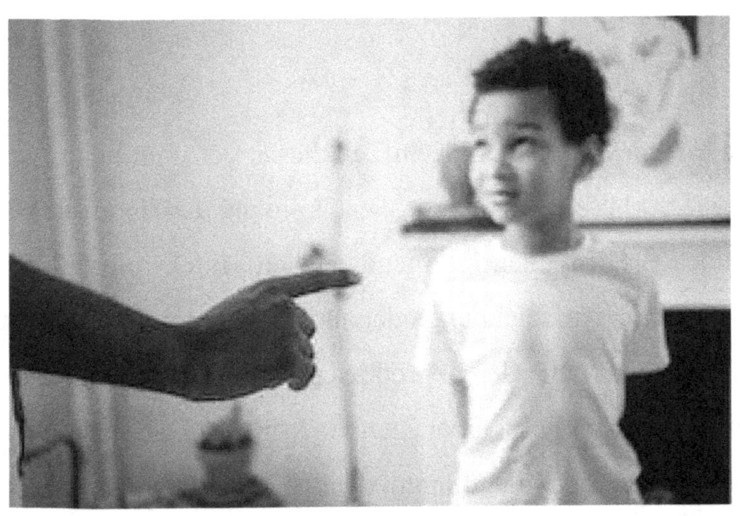

Strategien und Tipps für Eltern und Lehrer zum Umgang mit herausforderndem Verhalten bei Kindern mit ODD

Stella O. Maurice

INHALTSVERZEICHNIS

EINFÜHRUNG

Als Gesundheitsforscher sind die Dienstage für mich immer hektisch. Auf meinem Schreibtisch gibt es immer viel zu räumen, ohne dass ich eine Pause machen muss. Dieser Dienstag ist etwas günstig, ich habe 45 Minuten Pause vor meiner nächsten Aufgabe. Ein paar Minuten nach meinem Nickerchen klingelte das Telefon. Es war aus Skylars Schule. Es war ein Anruf seines Schulleiters, der mich wegen seines Verhaltens zum x-ten Mal bat, ihn von der Schule abzuholen. Skylar steht ständig im Konflikt mit allem um ihn herum. Er weigert sich, grundlegende Anweisungen zu befolgen, handelt spontan und streitet sich häufig mit Erwachsenen wie seinen Lehrern, was seinen Vater und mich wütend macht. Skylars Verhalten wurde mit der Zeit immer schwieriger zu kontrollieren, was seine Beziehungen belastete und seinen akademischen Erfolg beeinträchtigte. Als Gesundheitsforscher wusste ich, dass wir einen Kinderpsychologen aufsuchen mussten, um die Ursache für Skylars Verhalten herauszufinden. Bei Skylar wurde die Oppositionelle Defiant-Störung (ODD) diagnostiziert, eine Verhaltensstörung, die häufig bei Kindern und Jugendlichen auftritt.

Es gibt nichts, was all Ihre Ängste und Unzulänglichkeiten als Eltern eines rebellischen Kindes zum Vorschein bringt. vor allem ein Kind, das sich in der Öffentlichkeit irrational verhält. „Was mache ich falsch?", fragen Sie sich als Eltern vielleicht, wenn die einfachsten Befehle oder eine offensichtlich faire Forderung mit Widerstand beantwortet werden. Und Sie denken: „Erziehung sollte nicht so schwierig sein."

Auch die verurteilenden Blicke, Bemerkungen und unwillkommenen Ratschläge von Verwandten, Freunden und dem seltenen Zuschauer verstärken Ihre Angst. Denn Sie wissen, dass sie alle das Gleiche denken: Er/Sie macht alles falsch. Er/Sie ist kein großartiger Elternteil.

Eltern möchten niemals unangemessenes Verhalten fördern, dennoch tun wir dies häufig, ohne es zu merken. Denken Sie an diese Fälle:

- Es sind noch zwei Minuten bis Skylars Schlafenszeit ist. Nachdem Skylar meine ersten beiden Bitten, er solle seine Geräte weglegen und ins Bett gehen, ignoriert hatte, musste ich ihn ein drittes Mal dazu anschreien.
- Ich wies Skylar an, seine Elektronik wegzuräumen und sich fürs Bett fertig zu machen. Er wird gereizt und genervt. Ich habe ihm 10-15 Minuten extra gegeben, um ihm einen Anfall zu ersparen.

Im ersten Fall entdeckt das Kind, dass Schreien eine geeignete Kommunikationsmethode ist. Möglicherweise lernt er auch unbewusst, dass er Ihre ersten Forderungen weiterhin ignorieren kann, da er Sie erst dann ernst nimmt, wenn Sie die Angelegenheit eskalieren.

Die zweite Möglichkeit besteht darin, dass Ihr Kind lernt, dass es durch einen Anfall das bekommen kann, was es will, und dass es dadurch eher geneigt ist, es in den kommenden Tagen zu wiederholen.

Beide Situationen können in der Zukunft zu Streitigkeiten innerhalb der Familie führen, und je häufiger sie auftreten, desto mehr etablieren sie schwer zu durchbrechende Gewohnheiten, die in den Köpfen der Menschen verankert sind.

Diese Situationen können unabhängig davon auftreten, ob Ihr Kind an einer seltsamen Störung leidet, aber wenn sie häufig auftreten, erhöht sich die Wahrscheinlichkeit, dass ein Verhaltensproblem erkannt wird.

Und genauso wenig sind Kinder und Eltern immer schuld. Kinder mit ODD neigen dazu, gegenüber Personen, die sie gut kennen, feindseliger zu sein. Die für ODD typischen Verhaltensweisen sind in einem Umfeld wie der Schule, in dem ein Kind insgesamt weniger Einfluss auf das Umfeld hat, in dem es sich befindet, möglicherweise nicht so effektiv.

Wenn Sie dieses Buch lesen, bedeutet das, dass Sie einen Sohn, eine Tochter, einen Neffen, eine Nichte oder einen Verwandten haben, der an der oppositionellen Defiant-Störung leidet.

Folgen Sie mir auf dieser Reise und erfahren Sie, wie wir mit Skylars Zustand umgegangen sind und wie Skylar auf seine Behandlung reagiert hat.

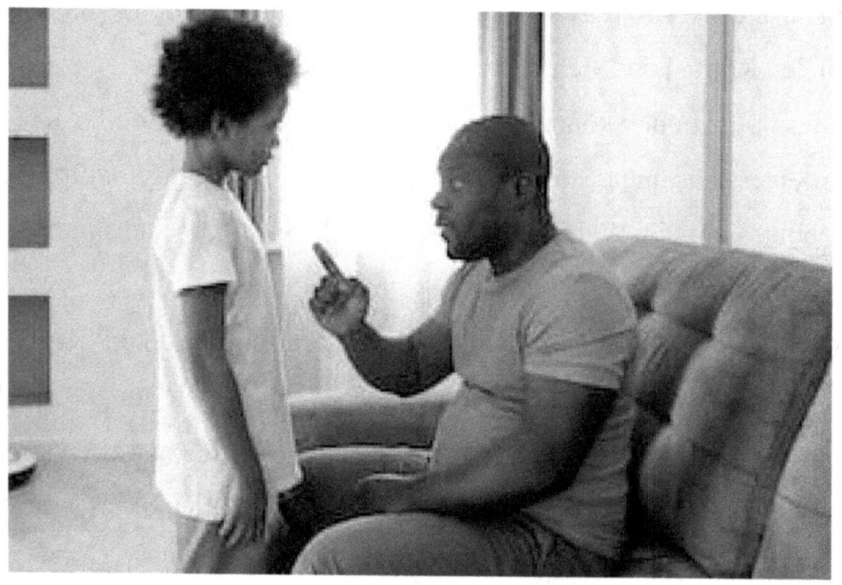

KAPITEL 1

Definition der oppositionellen Defiant-Störung

Selbst die bravsten Kinder können manchmal schwierig und herausfordernd sein. Ein anhaltendes Muster trotzigen, feindseligen Verhaltens gegenüber Autoritätspersonen ist ein Kennzeichen der oppositionellen Trotzstörung (ODD), einer psychischen Erkrankung, die typischerweise bei Kindern und Jugendlichen diagnostiziert wird. Es handelt sich um ein kontinuierliches Muster von Feindseligkeit, Ungeduld, Streit und Trotz gegenüber Eltern und anderen Erwachsenen mit Autorität.

Bei Erwachsenen, einschließlich Eltern, Lehrern und anderen Autoritätspersonen, zeigen Kinder mit ODD häufig ein Muster von Negativität, Streitlust und Trotz. Häufige Wutanfälle, Streit mit Erwachsenen, Regelverstöße, das gezielte Ärgern anderer, die Schuldzuweisungen an andere für eigene Fehler und eine leichte Neigung zu Ärger oder Wut sind Beispiele für dieses Verhalten. Sie unternehmen einen dramatischen Versuch, zu zeigen, dass Sie keinen Einfluss auf sie haben.

Die meisten Eltern machen sich wegen des Worts „Störung" Sorgen, aber ODD ist keine Krankheit. Es ist eher ein Ärgernis als eine Geisteskrankheit. Es könnte auch als Bereich bezeichnet werden. Warum Spektrum, fragen Sie sich vielleicht.'. Das liegt daran, dass jedes Kind gelegentlich oppositionelles Verhalten zeigt, insbesondere wenn es hungrig, gestresst oder verärgert ist. Eltern, Lehrer und andere Erwachsene können ihnen begegnen, indem sie streiten, sich widersetzen, ungehorsam sind und sich ihnen widersetzen. Für Kleinkinder und junge Heranwachsende ist gegensätzliches Verhalten eine typische Wachstumsphase. Eine oppositionelle Defiant-Erkrankung sollte daher nicht als Krankheit, sondern eher als Ärgernis betrachtet werden.

Zu ODD gehört auch das als Rachsucht bekannte Verhalten, bei dem es sich um Gehässigkeit und das Streben nach Vergeltung handelt. Das Familienleben, gesellschaftliche Interaktionen, Schularbeiten und andere Aspekte des täglichen Lebens werden durch diese emotionalen und Verhaltensprobleme erheblich beeinträchtigt.

Hin und wieder können Kinder rebellisch oder misstrauisch gegenüber Autoritäten sein, insbesondere im Alter von zwei bis drei Jahren und in den frühen Teenagerjahren. Sie könnten streiten, sich weigern, etwas zu tun, oder sich an Erwachsene wie ihre Eltern oder Lehrer wenden, um ihren Widerstand zu zeigen. Wenn dieses Verhalten länger als sechs Monate anhält und über das für das Alter Ihres Kindes typische Maß hinausgeht, kann es sich um ein Zeichen von ODD handeln.

Anzeichen von ODD

Die oppositionelle Trotzstörung kann manchmal schwer vom starken Willen oder der Emotionalität eines Kindes zu unterscheiden sein. In bestimmten Entwicklungsphasen ist oppositionelles Verhalten bei Kleinkindern typisch.

ODD-Symptome beginnen typischerweise in den ersten Jahren. ODD kann gelegentlich später auftreten, geschieht jedoch fast immer vor den frühen Jugendjahren. Es gibt anhaltende und häufige oppositionelle und trotzige Verhaltensweisen. Sie beeinträchtigen die Beziehungen, die gesellschaftlichen Interaktionen, die schulischen Leistungen und die Beschäftigung eines Kindes und seiner Familie erheblich.

Ungewöhnliche Anzeichen, sowohl emotionaler als auch verhaltensbezogener Natur, dauern in der Regel mindestens sechs Monate an. Sie bestehen aus feindseliger und aufgeregter Haltung, argumentativem und rebellischem Verhalten sowie verletzenden und rachsüchtigen Handlungen.

Drei Gruppen von ODD-Symptomen umfassen die folgenden:

Die Haltung von Wut und Irritation

- Schlägt häufig und bereitwillig um sich.
- Neigt dazu, empfindlich zu sein und schnell von anderen gereizt zu werden.
- Ist häufig wütend und verbittert.

Argumentative und rebellische Aktionen

- Streiten Sie häufig mit Erwachsenen oder anderen mächtigen Personen.
- Missachtet häufig aggressiv die Anweisungen oder Regeln von Erwachsenen.
- Zielt häufig darauf ab, Personen zu irritieren oder zu ärgern.
- Schiebt anderen häufig die Schuld für ihre eigenen Fehler oder ihr schlechtes Verhalten.

<u>Unfreundliches und vergeltendes Verhalten</u>

- Wenn er verärgert ist, sagt er grausame und hasserfüllte Worte.
- Versucht, andere zu beleidigen und will Vergeltung; auch als rachsüchtig bekannt.
- hat in den letzten sechs Monaten mindestens zweimal Rache genommen.

SELTSAM im Erwachsenenalter

ODD wird bei Erwachsenen oder Jugendlichen normalerweise nicht diagnostiziert. Aber wenn unbehandelt und nicht diagnostiziert, kann eine kindliche psychische Störung bis in die späte Pubertät und das Erwachsenenalter bestehen bleiben.

Obwohl die Anzeichen im Allgemeinen gleich sind, können Personen mit ODD auch:

- Habe große Wut auf die Welt

- Fühlen Sie sich normalerweise falsch verstanden, unerkannt/unbelohnt oder unbeliebt
- Verhalten Sie sich dominant respektlos oder verachtend gegenüber Autoritätspersonen
- Haben die Angewohnheit, sich vehement zu verteidigen, und weigern sich, die Beiträge anderer zu berücksichtigen.
- Sie haben eine niedrige Wutschwelle und schlagen auf andere ein, wenn sie sich ungerecht behandelt fühlen
- Aufgrund ständiger Spannungen und Konflikte haben Sie Schwierigkeiten, Ihren Arbeitsplatz, romantische Beziehungen und Freundschaften zu behalten.
- Finden Sie es schwierig, sich am Arbeitsplatz und zu Hause an die Normen und Erwartungen zu halten

Strenge der ODD-Symptome

Bei manchen Kindern bemerken die Symptome zunächst nur zu Hause. Allerdings kann es im Laufe der Zeit auch in anderen Kontexten zu problematischem Verhalten kommen, beispielsweise in der Schule, bei gesellschaftlichen Zusammenkünften und mit Gleichaltrigen. ODD-Symptome können von geringfügig bis schwerwiegend reichen.

- **Leicht**: Nur eine Umgebung, beispielsweise nur zu Hause, in der Schule, am Arbeitsplatz oder mit Gleichaltrigen, ist von den Symptomen betroffen.

- **Mäßig**: Einige Anzeichen treten an mindestens zwei Orten auf, beispielsweise zu Hause und am Arbeitsplatz oder in der Schule usw.

- **Ernst**: Einige Symptome manifestieren sich in drei oder mehr Kontexten.

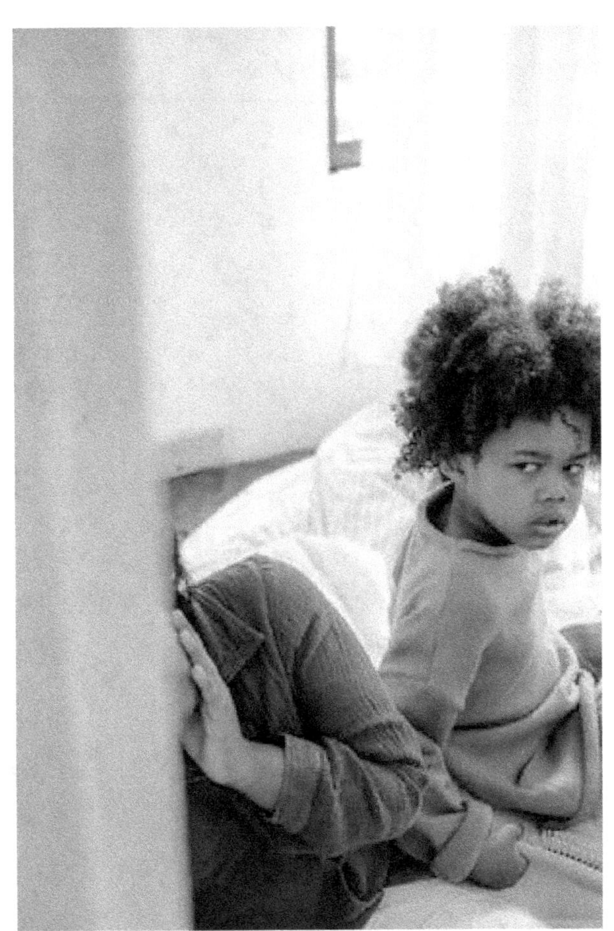

KAPITEL 2

ODD und andere damit verbundene Störungen

Für eine erfolgreiche Behandlung ist es entscheidend, die anderen psychischen Störungen zu erkennen, mit denen die Oppositionelle Defiant-Störung (ODD) einhergeht. Im Folgenden sind einige der typischsten Begleiterkrankungen bei ODD aufgeführt:

- Verhaltensstörung
- Aufmerksamkeitsdefizit-Hyperaktivitätsstörung (ADHS)
- Depression und Angst. Substanzgebrauchsstörungen
- Disruptive Stimmungsstörung (DMDD)

Verhaltensstörung und Ungerade

Verhaltensstörung (CD) und Oppositionelles Defiant-Syndrom (ODD) sind zwei damit verbundene Verhaltensstörungen, die Kinder und Jugendliche betreffen können. Obwohl beide Störungen mit oppositionellem und trotzigem Verhalten einhergehen, unterscheiden sie sich in mancher Hinsicht.

Ein Muster trotzigen und ungehorsamen Verhaltens gegenüber erwachsenen Machthabern wie Eltern, Lehrern und anderen Erwachsenen ist ein Kennzeichen von ODD. Kinder mit ODDS können mit Erwachsenen streiten, sich über Regeln und Vorschriften hinwegsetzen und andere absichtlich ärgern oder irritieren. Allerdings verzichten sie in der Regel auf schädlichere Formen der Aggression wie Schlägereien oder Tierquälerei.

Ein schwerwiegenderes und konsistenteres Muster aggressiven und asozialen Verhaltens hingegen ist charakteristisch für Zöliakie. Im Vergleich zu ODD wird Zöliakie häufig als schwerwiegendere Form der störenden Verhaltensstörung angesehen. Bei ODD kann es zu Sachschäden kommen, die jedoch in der Regel während eines Ausbruchs und nicht vorsätzlich auftreten. Das Spielzeug eines Geschwisterkindes könnte wild herumgeschleudert werden, ohne dass das beabsichtigte Ziel darin besteht, es zu zerbrechen.

Einige Kinder mit ODD entwickeln ohne Unterstützung oder Therapie eine Verhaltensstörung (CD), die durch feindseliges und kriminelles Verhalten gekennzeichnet ist. Ihr Kind oder Jugendlicher kann an einer Verhaltensstörung (CD) leiden, wenn es andauernd Aggression gegenüber anderen Menschen zeigt. Darüber hinaus kommt es bei ihnen zu Hause, in der Schule und im Umgang mit Gleichaltrigen zu schwerwiegenden Verstößen gegen gesellschaftliche Normen und Regeln.

Bei diesen Regelverstößen kann es zu Verstößen gegen diese Gesetze kommen. Kinder mit Zöliakie haben ein höheres Verletzungsrisiko und können Schwierigkeiten haben, mit ihren Klassenkameraden auszukommen.

Zu den Symptomen einer Verhaltensstörung gehören:

- Häufiger Verstoß gegen strenge Gesetze, z. B. das Umgehen der elterlichen Anordnung, nach Hause zurückzukehren, das Herumlungern nach Einbruch der Dunkelheit oder das Schwänzen des Unterrichts.
- Auf eine Art und Weise aggressiv sein, die wehtut, wie zum Beispiel Mobbing, Streit oder grausame Behandlung von Tieren.
- Vorsätzliche Lüge, Diebstahl oder Sachbeschädigung anderer.

Es ist wichtig, sich daran zu erinnern, dass sich ODD und CD nicht unbedingt gegenseitig ausschließen und einige Kinder möglicherweise für beide Erkrankungen in die Diagnose passen. Tatsächlich deuten Studien darauf hin, dass Kinder mit ODD ein höheres Risiko haben, später an Zöliakie zu erkranken.

Abhängig von der Schwere der Symptome und den besonderen Bedürfnissen des Kindes werden bei der Behandlung von ODD und CD häufig Verhaltenstherapie, Familientherapie und Medikamente eingesetzt. Die Behandlung dieser Störungen und die Vermeidung späterer, schwerwiegenderer Probleme hängen in hohem Maße von einer frühzeitigen Intervention ab.

ADHS und ODD

Schätzungen zufolge erfüllen bis zu 50 % der Kinder mit ADHS auch die Kriterien für ODD. Bei Kindern und Jugendlichen treten die Aufmerksamkeitsdefizit-/Hyperaktivitätsstörung (ADHS) und die oppositionelle Trotzstörung (ODD) häufig gleichzeitig auf.

ODD und ADHS weisen einige gemeinsame Symptome auf, obwohl es sich um zwei getrennte Erkrankungen mit unterschiedlichen diagnostischen Standards handelt. Beide Störungen sind durch Impulsivität, Reizbarkeit und Unaufmerksamkeit gekennzeichnet, die sowohl im sozialen als auch im pädagogischen Kontext zu Problemen führen können.

ODD und ADHS können sich auf verschiedene Arten überschneiden, darunter:

- **Rebellisches und oppositionelles Verhalten**: Wie ODD können sich Kinder mit ADHS gegenüber Erwachsenen und anderen Autoritätspersonen trotzig oder oppositionell verhalten.

- **Emotionale Dysregulation:** Kinder mit ODD und ADHS haben möglicherweise Schwierigkeiten, ihre Gefühle zu kontrollieren, was zu extremen Stimmungsschwankungen und Wutausbrüchen führt.

- **Schlechte Lernergebnisse**: Sowohl ODD als auch ADHS können Probleme mit der akademischen Leistung verursachen, wie z. B. Probleme mit der Konzentration, der Organisation und dem Abschluss von Aufgaben.

- **Soziale Schwierigkeiten:** Aufgrund ihres impulsiven Verhaltens, ihrer Reizbarkeit und ihres oppositionellen

Verhaltens können Kinder mit ODD und ADHS Schwierigkeiten haben, Freundschaften in der Gemeinschaft aufzubauen und aufrechtzuerhalten.

Bei der Behandlung von Kindern ist es wichtig, ODD und ADHS gleichzeitig zu behandeln, da sie die Symptome des anderen verschlimmern können. Für Kinder mit diesen gleichzeitig auftretenden Störungen werden häufig Verhaltenstherapie, Medikamente und elterliche Unterstützung empfohlen.

Seltsam, Depression und Angst

Kinder und Jugendliche mit der oppositionellen Trotzstörung (ODD) haben ein höheres Risiko, an Depressionen und Angstzuständen zu erkranken. ODD und Depression/Angst sind getrennte Erkrankungen, die durch unterschiedliche diagnostische Standards gekennzeichnet sind, sie können jedoch aufgrund einiger gemeinsamer Symptome und Risikofaktoren gleichzeitig auftreten. ODD und Depression/Angst können auf verschiedene Weise miteinander verbunden sein, darunter:

- **Impulsives Verhalten und emotionale Dysregulation:** Kinder mit ODD haben möglicherweise Schwierigkeiten, ihre Emotionen zu regulieren, was zu Ausbrüchen, Reizbarkeit und impulsivem Verhalten führen kann. Die Symptome von Angst und Melancholie können auch durch dieselben Probleme der emotionalen Kontrolle beeinflusst werden.

- **Soziale Herausforderungen:** Kinder mit ODD könnten Schwierigkeiten haben, Freunde zu finden und zu halten, was zu einem Gefühl sozialer Isolation und Einsamkeit führen kann. Depressionen und Angstsymptome können dadurch verstärkt werden.

- **Akademische Herausforderungen**: Kinder mit ODD streiten möglicherweise im Klassenzimmer und verlassen mit größerer Wahrscheinlichkeit die Schule. Dies könnte dazu führen, dass Sie sich hilflos fühlen und sich Sorgen um die Zukunft machen.

- **Familienkonflikt:** Kinder mit ODD können an wiederkehrenden Streitigkeiten und Meinungsverschiedenheiten mit ihren Eltern und Geschwistern beteiligt sein, was zu einem hohen Maß an Druck und Spannung im Haushalt führt. Dadurch können sowohl beim Kind als auch bei anderen Familienmitgliedern Depressionen und Angstsymptome auftreten.

Kognitive und psychologische Therapie, Medikamente und elterliche Unterstützung können bei der Behandlung von ODD und Depressionen/Angstzuständen eingesetzt werden. Es ist wichtig, beide Erkrankungen gleichzeitig zu behandeln, da die Symptome der einen die andere verschlimmern können. Durch die Auseinandersetzung mit der Grundursache von Verhaltens- und emotionalen Problemen im Zusammenhang mit seltsamen Verhaltensstörungen und Depressionen/Angstzuständen können Kinder lernen, mit ihren Emotionen umzugehen, ihre sozialen Beziehungen zu verbessern und ihr Risiko für schwerwiegendere psychische Erkrankungen im späteren Leben zu senken.

Substanzgebrauchsstörung und ODD

Kinder und Jugendliche mit der oppositionellen Trotzstörung (ODD) haben ein höheres Risiko, Substanzgebrauchsstörungen (SUDs) zu entwickeln. Obwohl ODD und SUD getrennte Erkrankungen mit unterschiedlichen diagnostischen Voraussetzungen sind, können einige Variablen zu ihrem gleichzeitigen Auftreten führen.

ODD und SUDs können auf verschiedene Arten verbunden werden, einschließlich der folgenden:

- **Impulsivität**: Kinder mit ODD sind möglicherweise impulsiver und gehen eher Risiken ein, indem sie beispielsweise Drogen und alkoholische Substanzen ausprobieren.

- **Fehlende Bewältigungsmechanismen**: Kinder mit ODD können Schwierigkeiten haben, ihre Emotionen zu kontrollieren und mit Spannungen und Konflikten umzugehen, was dazu führen kann, dass sie als Bewältigungsmechanismus auf Alkohol oder illegale Substanzen umsteigen.

- **Soziale Elemente:** Kinder mit ODD haben möglicherweise Schwierigkeiten, Freundschaften zu schließen und aufrechtzuerhalten, was dazu führen kann, dass sie Zeit mit Klassenkameraden verbringen, die Drogen konsumieren.

- **Konflikt in der Familie:** Kinder mit seltsamen Verhaltensmustern streiten möglicherweise mit ihren Eltern und Geschwistern, was zu einer stressigen und chaotischen häuslichen Umgebung führen kann, die das Risiko eines Drogenmissbrauchs erhöht.

Da sich die Symptome von ODD und SUD gegenseitig verschlimmern können, ist es wichtig, bei Kindern, die an beiden Erkrankungen leiden, beide Erkrankungen gleichzeitig zu behandeln. Kinder mit ODD und SUDs können lernen, ihre Emotionen zu kontrollieren, effizientere Bewältigungsmechanismen zu entwickeln und ihr Risiko für später schwerwiegendere psychische Probleme zu senken, indem sie die zugrunde liegenden Verhaltens- und emotionalen Probleme beheben, die mit diesen Störungen verbunden sind.

Odd and Disruptive Mood Dysregulation Disorder (DMDD)

Disruptive Mood Dysregulation Disorder (DMDD) und oppositionelles Defant-Syndrom (ODD) sind zwei separate, aber verwandte Störungen, die Kinder und Jugendliche betreffen können.

Charakteristisch für DMDD sind extreme und häufige Wutanfälle, die für die Umstände unangemessen sind und nicht mit der Wachstumsphase übereinstimmen. Neben chronischer Reizbarkeit haben Kinder mit DMDD häufig eine wütende oder depressive Stimmung, die an den meisten Tagen den größten Teil des Tages anhält. Andererseits wird ODD durch ein wiederkehrendes Muster von Rachsucht definiert, das mindestens sechs Monate anhält, sowie durch eine wütende oder gereizte Stimmung und streitlustiges oder trotziges Verhalten.

Obwohl es gewisse Vergleiche zwischen den beiden Störungen gibt, ist DMDD hauptsächlich durch chronische, sich wiederholende Wutausbrüche definiert, während ODD durch anhaltendes negatives und trotziges Verhalten gekennzeichnet ist. Da beide jedoch ähnliche Indikationen und Risikofaktoren aufweisen, ist es plausibel, dass ein Kind sowohl an DMDD als auch an ODD leidet.

Die Behandlung kann schwieriger werden, wenn DMDD und ODD gleichzeitig auftreten, da beide Störungen einen integrierten Ansatz erfordern, der ihre grundlegenden emotionalen und Verhaltensprobleme angeht. Kinder, bei denen gleichzeitig DMDD und ODD auftreten, können eine Behandlung erhalten, die Beratung, Verhaltenstherapie und Medikamente kombiniert. Da es den Eltern außerdem so wichtig ist, ihren Kindern dabei zu helfen, wirksame Bewältigungsstrategien zu entwickeln und ihre Symptome zu bewältigen, sind die Beratung und Ermutigung der Eltern ebenfalls wichtige Behandlungselemente.

Es ist wichtig zu bedenken, dass nicht jeder mit ODD auch an parallelen Erkrankungen leiden wird und nicht jeder mit diesen anderen Erkrankungen auch an ODD leiden wird. Für die erfolgreiche Behandlung von ODD und den damit verbundenen Symptomen ist es jedoch wichtig, gleichzeitig auftretende Erkrankungen zu erkennen und zu behandeln. Das allgemeine Wohlbefinden und die Lebensqualität des Menschen können durch eine umfassende Behandlungsstrategie, die alle seine Bedürfnisse berücksichtigt, gesteigert werden.

KAPITEL 3

Unannehmlichkeiten der oppositionellen Defiant-Störung

Die oppositionelle Trotzstörung bei Kindern und Jugendlichen kann zu Problemen zu Hause mit Eltern und Geschwistern, im Klassenzimmer mit Lehrern und am Arbeitsplatz mit Vorgesetzten und anderen Autoritätspersonen führen. Für Kinder und Jugendliche mit ODD kann es schwierig sein, Freundschaften und Kontakte zu knüpfen und aufrechtzuerhalten.

ODD kann auch zu folgenden Problemen führen:

Schlechte schulische und berufliche Leistung: Kinder mit ODD können aufgrund ihres störenden Verhaltens Schwierigkeiten in der Schule haben, was zu unbefriedigenden schulischen Ergebnissen führen kann. Aufgrund ihres trotzigen Verhaltens, wie zum Beispiel Streit mit Lehrern und Missachtung von Vorschriften, fällt es Kindern mit ODD möglicherweise schwer, sich im Unterricht zu konzentrieren.

Unsoziales Verhalten: Aufgrund ihres Verhaltens fällt es Kindern mit ODD möglicherweise schwer, gesunde Beziehungen zu ihren Klassenkameraden, Lehrern und Familienmitgliedern aufzubauen und aufrechtzuerhalten. Dies kann zu sozialer Ausgrenzung und Problemen mit Intimität und Zuneigung führen.

Rechtsfragen: Für Kinder mit ODD, die gewalttätig handeln, wie zum Beispiel Diebstahl oder Vandalismus, können rechtliche Probleme und Konsequenzen auftreten. Wenn seltsame Verhaltensweisen bis ins Erwachsenenalter anhalten, kann dies zu rechtlichen Problemen wie Verhaftungen, Strafen und sogar Inhaftierung führen.

Probleme mit der Instinktkontrolle: Menschen mit ODD können Schwierigkeiten haben, ihre Gefühle zu kontrollieren, was zu impulsivem Verhalten führen kann. Aggression, Trotz, impulsives Kaufen und andere Probleme mit der Impulskontrolle können bei ODD vorhanden sein.

Drogenmissbrauch: Bei Kindern mit ODD ist es wahrscheinlicher, dass sie übermäßig Drogen oder Alkohol konsumieren, da sie diese möglicherweise als Bewältigungsmechanismus für ihre unangenehmen Gefühle und Emotionen nutzen.

Selbstmord: Eine schwerwiegende Folge vieler psychischer Erkrankungen, wie z. B. der Oppositionellen Defiant-Störung, sind Selbstmordgedanken. ODD führt nicht oft zu Selbstmord, aber aufgrund der emotionalen und verhaltensbezogenen Herausforderungen, die diese Erkrankung mit sich bringt, ist die Wahrscheinlichkeit, dass die Betroffenen Selbstmordgedanken und -verhalten verspüren, höher.

Beziehungsprobleme: Personen mit ODD haben möglicherweise Schwierigkeiten, gesunde Beziehungen zu anderen aufzubauen und aufrechtzuerhalten, einschließlich Familienmitgliedern, Liebespartnern und Kollegen.

Psychologische Probleme: Bei Kindern mit ODD ist die Wahrscheinlichkeit größer, dass sie unter Melancholie und Angstzuständen leiden, was ihr oppositionelles und trotziges Verhalten verschlimmern kann.

Stimmungsschwankungen: Depressionen und Angstzustände sind zwei Stimmungsstörungen, die das oppositionelle und trotzige Verhalten von Kindern mit ODD verstärken können. Diese Störungen können auch häufiger bei Kindern mit ODD auftreten.

Um die Wahrscheinlichkeit dieser Komplikationen zu verringern, ist es wichtig, die Symptome von ODD zu erkennen und Hilfe in Anspruch zu nehmen. Menschen mit ODD können lernen, ihr Verhalten zu kontrollieren und ihren Lebensstandard mit der richtigen Therapie und Unterstützung zu verbessern.

KAPITEL 4

Ursachen für Seltsamkeiten und Risikofaktoren

ODD wurde bisher nicht direkt mit einem bestimmten Faktor in Verbindung gebracht. Stattdessen gehen Experten davon aus, dass eine Vielzahl von Variablen wie Gene, Umwelt, Persönlichkeit und Temperament wahrscheinlich eine Rolle bei der Entwicklung spielen.

Die Untersuchung ergab, dass die Mehrheit der Kinder mit ODD diese vererbt hat, was darauf hindeutet, dass ODD gelegentlich erblich ist. Zahlreiche junge Menschen mit ODD haben Familienangehörige, die unter psychischen Problemen wie Stimmungsstörungen, Angststörungen und Persönlichkeitsstörungen leiden. Darüber hinaus haben viele Kinder und Jugendliche mit ODD auch andere psychische Probleme wie ADHS, Lernschwierigkeiten oder Depressionen und Angststörungen, was die Möglichkeit erhöht, dass zwischen den Störungen ein genetischer Zusammenhang besteht.

Biologischer Faktor: Untersuchungen zufolge können Verhaltensstörungen durch Veränderungen in bestimmten Gehirnregionen verursacht werden. Die Entwicklung von ODD kann durch Variationen in der Funktionsweise des Gehirns und der

Nerven sowie durch Anomalien in bestimmten Gehirnregionen beeinflusst werden, die soziales Verhalten, Empathie und Problemlösungsfähigkeiten steuern. ODD wurde auch mit Problemen mit bestimmten Chemikalien in Verbindung gebracht, die die Kommunikation zwischen Nervenzellen in Ihrem Gehirn erleichtern. Wenn diese Chemikalien aus dem Gleichgewicht geraten oder nicht richtig funktionieren, empfängt Ihr Gehirn möglicherweise Nachrichten nicht richtig, was zu Symptomen führen kann.

Pränataler und Geburtsfaktor: Das ODD-Risiko kann durch Bleivergiftung oder -anfälligkeit, unzureichende Ernährung, insbesondere Proteinmangel, Bleivergiftung oder -exposition sowie den Konsum von Alkohol oder anderen Drogen durch die Mutter während der Schwangerschaft erhöht werden. In zahlreichen Studien wurde auch der Substanzkonsum vor der Entbindung mit der Entstehung störender Verhaltensweisen wie ODD in Verbindung gebracht.

Umweltfaktoren: ODD kann durch eine chaotische Familie, Missbrauch als Kind und inkonsistente Erziehung beeinflusst werden. Es ist wahrscheinlicher, dass ein Kind eine ODD entwickelt, wenn es Missbrauch oder Vernachlässigung, harter oder inkonsequenter Bestrafung oder unzureichender Überwachung ausgesetzt ist. Ein Kind mit instabilen elterlichen oder familiären Beziehungen oder ein Elternteil mit einer psychischen Erkrankung oder einem Substanzproblem kann an ODD leiden. Die Entwicklung von ODD kann auch durch die Ablehnung von Gleichaltrigen, abnormale Gleichaltrigengruppen, Armut, Gewalt in der Nachbarschaft und andere unsichere soziale oder wirtschaftliche Variablen beeinflusst werden. Die Aufmerksamkeit von Gleichaltrigen oder von außen kann gelegentlich seltsame Verhaltensweisen fördern.

Temperament: ODD kann eher bei Kindern auftreten, die bereits impulsiver, gereizter oder leicht frustriert sind. Das Temperament und die Einstellung eines Kindes können durch eine traumatische oder herausfordernde Kindheit beeinträchtigt werden, was die Wahrscheinlichkeit erhöht, dass es später eine ODD oder eine andere psychische Erkrankung entwickelt.

Menschen mit ODD erkennen ihr Verhalten häufig nicht als oppositionell oder trotzig. Stattdessen könnten sie lediglich denken, dass ihre Handlungen eine Reaktion auf unfaire Bedingungen oder unfaire Forderungen von Erwachsenen, Eltern und anderen Autoritäten seien.

Es ist wichtig zu bedenken, dass bei der Entstehung von ODD mehrere Faktoren zusammenwirken und dass jedes Kind unterschiedliche Erfahrungen und Risikofaktoren hat.

ODD-Diagnose

Skylars Handlungen waren in seinen Augen unproblematisch. Stattdessen beklagt er Überforderungen oder macht andere für seine Probleme verantwortlich. Wir gingen zu einem Kinderpsychiater, der sich auf Verhaltensprobleme spezialisiert hat, weil er ein Temperament hatte und das Falsche in seinem Verhalten nicht erkennen konnte.

Skylar, Matthew und ich kamen einen Tag, nachdem die Schule mich angerufen hatte, um ihn abzuholen, in der Praxis des Kinderpsychologen an. Skylar weigerte sich, alle ihm gestellten Fragen zu beantworten. Stattdessen konzentrierte er sich auf sein Spiel, was dazu führte, dass Matthew seinen Tab aufgab. Skylar wurde wütend und verließ die Praxis des Psychologen. Der Psychologe forderte uns auf, ihn zu verlassen, und seinem Wort zufolge kam Skylar etwa 45 Minuten später zurück und der Psychologe begann mit der Beurteilung. Skylars Verhalten wurde sorgfältig beobachtet und er wurde zu seinen Gedanken und Gefühlen befragt. Wir wurden auch zu seiner Erziehung und seinem Wachstum befragt. Wir haben auch Skylars Lehrerin angerufen, die Psychologin hat sie interviewt und nach seinem Verhalten gefragt. Nach Auswertung der Standards kam man zu dem Schluss, dass Skylar an einer oppositionellen Defiant Disorder leidet. Der Psychologe arbeitete mit uns zusammen, um eine Strategie zu entwickeln, die Skylar dabei half, seine Störungen zu mildern und seine allgemeine Leistungsfähigkeit zu verbessern. Die Strategie umfasste Beratung, Medikamente und Verhaltensänderungen. Auch wenn es eine Herausforderung sein kann, eine ODD-Diagnose zu akzeptieren, ist dies häufig der erste Schritt zu einer erfolgreichen Behandlung und erfolgreichen Ergebnissen.

Ein Kinderpsychologe, Kinderpsychiater oder Kinderarzt mit Erfahrung in Verhaltensstörungen stellt eine kompetente Diagnose von ODD. Um die gesundheitsdiagnostischen Anforderungen für ODD zu erfüllen, müssen die Symptome mindestens sechs Monate anhalten und die sozialen, akademischen oder beruflichen Fähigkeiten des Kindes erheblich beeinträchtigen. Darüber hinaus würde das Kind vier oder mehr der Symptomanforderungen erfüllen.

Ein Experte für psychische Gesundheit, beispielsweise ein Psychologe oder Therapeut, diagnostiziert in der Regel eine ODD, nachdem er das Verhalten und die Symptome des Kindes sorgfältig untersucht hat. Die Beurteilung könnte Folgendes umfassen:

- Ein Gespräch mit den Eltern des Kindes oder anderen primären Betreuern
- Beobachten des Verhaltens des Kindes in verschiedenen Kontexten
- Der medizinische und familiäre Hintergrund des Kindes wird untersucht

- Beurteilung der geistigen und Verhaltensgesundheit des Kindes
- Psychologische Tests zum Ausschluss anderer Erkrankungen wie Verhaltensstörungen oder ADHS, die bei ähnlichen Indikationen auftreten können.

Die Experten untersuchen Ihr Kind mithilfe speziell entwickelter Interview- und Beurteilungsinstrumente, um festzustellen, ob möglicherweise ein psychisches Problem vorliegt.

Um das Verhalten eines Kindes vollständig zu verstehen, sind Psychiater und Psychologen häufig auf Berichte der Eltern, Geschwister, Freunde und Lehrer des Kindes angewiesen.

Der Psychologe oder Psychiater, der Ihr Kind betreut, wird es gründlich untersuchen. Sie müssen zwischen der oppositionellen Trotzstörung und anderen verwandten Erkrankungen unterscheiden, die jedoch mit vergleichbaren Symptomen einhergehen können.

KAPITEL 5

ODD-Behandlungsansatz

Es gibt verschiedene Ansätze zur Behandlung der Oppositionellen Defiant-Störung. Diese Ansätze helfen ihnen, ihre Emotionen zu verwalten und zu regulieren. Skylars Behandlungsweg war lang und schwierig, da wir verschiedene Methoden ausprobieren mussten, um die richtige zu finden. Trotz der Herausforderungen führte der richtige Ansatz zu einem schönen Ergebnis. Skylar war in der Lage, seine Reaktionen zu modifizieren und das Leben günstig zu steuern.

Die Behandlung von ODD hängt von vielen Variablen ab, wie zum Beispiel:

- Alter Ihres Kindes.
- Wie schwerwiegend ihre Beschwerden oder Anzeichen waren.
- Die Fähigkeit Ihres Kindes, bestimmte Behandlungen zu ertragen und daran teilzunehmen.
- Wenn Ihr Kind an zusätzlichen Erkrankungen wie Zwangsstörungen, ADHS oder Lernschwierigkeiten leidet.

Um ODD effektiv zu behandeln, sollten die Bildungseinrichtung Ihres Kindes, die Familie und Sie alle einbezogen werden. Zukünftige Probleme können oft durch eine frühzeitige Therapie vermieden werden. Bevor sie eine Therapie finden, die für sie funktioniert, müssen Kinder mit ODS möglicherweise verschiedene Therapeuten und Behandlungsmethoden ausprobieren.

Typischerweise wird eine Mischung aus Folgendem zur Behandlung verwendet:

Schulung zum Elternmanagement:

Matthew und ich haben uns für das Parent Management Training angemeldet. Es war keine leichte Aufgabe. Wir haben beide unterschiedliche Arbeitspläne, sind uns aber einig. Als Eltern spielen Sie eine enorme Rolle dabei, wie mit Ihrem Kind umgegangen wird. Daher müssen Sie Taktiken entwickeln, die möglicherweise nicht einmal annähernd denen ähneln, die Sie zuvor angewendet haben. Elternschulungsprogramme vermitteln Ihnen, wie Sie Kinder effektiv disziplinieren und klare Verhaltenserwartungen wecken können. Die primäre Methode zur Behandlung oppositioneller Tendenzen ist die Elternmanagementtherapie (PMT). Es schult Eltern darin, wie sie positive Verstärkung nutzen können, um unerwünschte Verhaltensweisen zu reduzieren und gesunde Verhaltensweisen bei ihren Kindern zu Hause zu fördern.

Wenn Eltern aufgrund einer Psychopathologie, eingeschränkter kognitiver Fähigkeiten, intensiver Partnerkonflikte oder der

Unfähigkeit, an wöchentlichen Sitzungen teilzunehmen, nicht in der Lage sind, effektiv teilzunehmen, kann es schwieriger sein, PMT in die Praxis umzusetzen. Das Hauptziel der mehrmonatigen Behandlung besteht darin, dass Eltern lernen, ihre Kinder für richtiges Verhalten zu loben und zu belohnen und ihnen gleichzeitig Einschränkungen aufzuerlegen und sie für schlechtes Verhalten angemessen zu bestrafen. PMT lehrt Eltern, gutes Verhalten zu belohnen, um Muster zu durchbrechen, die schlechtes Verhalten aufrechterhalten. In den meisten PMT-Programmen lernen Eltern, zu beschreiben und zu dokumentieren, was sie im Verhalten ihres Kindes beobachten – sowohl im Guten als auch im Schlechten. Dies kann die Verwendung eines Fortschritts- oder Entwicklungsdiagramms erfordern. Um klare Behandlungsziele festzulegen und die Entwicklung des Kindes im Laufe der Zeit zu verfolgen, können Eltern und Therapeut von den durch den Beobachtungsprozess bereitgestellten Informationen profitieren. Den Eltern wird beigebracht, ruhig zu sprechen und dabei Augenkontakt aufrechtzuerhalten, um klare und prägnante Anweisungen zu geben.

PMT legt großen Wert darauf, Kindern positive Bestätigung für akzeptables Verhalten zu geben. Eltern lernen vor allem, angemessenes Verhalten sowohl durch soziale Belohnungen – wie Komplimente, Umarmungen und Lächeln – als auch durch materielle Belohnungen – wie Aufkleber oder Punkte für eine bessere Vergütung – als Teil eines gemeinsam mit dem Kind entwickelten Motivationssystems zu stärken. Eltern lernen das auch Wählen Sie einfache Handlungen als Hauptaugenmerk und loben Sie jede kleine Leistung, die Ihr Kind im Hinblick auf ein größeres Ziel erzielt. Man nennt es „sukzessive Approximationen". Darüber hinaus vermittelt PMT Eltern, wie sie mit strukturierten Strategien auf das unerwünschte Verhalten ihres Kindes reagieren und angemessene Grenzen setzen können. Unter differenzieller Verstärkung versteht man die Art und Weise, wie Eltern darauf trainiert werden, unterschiedlich auf das positive oder negative Verhalten ihrer Kinder zu reagieren. Eltern gewöhnen sich an, kleine Belästigungen, die nicht schädlich sind, abzutun. Den Eltern wird beigebracht, wie sie den Time-out-Ansatz nutzen können, bei dem sie nach einem unerwünschten Verhalten für eine vorgegebene Zeitspanne ihre Aufmerksamkeit – die als eine Art Verstärkung dient – vom Kind abwenden. Eltern lernen auch, ihrem Kind als Reaktion auf unerwünschtes Verhalten systematisch Rechte wie Fernsehen oder Freizeit zu entziehen. Der Therapeut stellt klar, dass Strafen ruhig, schnell und systematisch angewendet werden sollten und dass sie mit der Bestätigung für positives Verhalten einhergehen sollten.

Viele PMT-Programme umfassen die Zusammenarbeit mit dem Lehrer des Kindes, um das Verhalten in der Schule zu verfolgen und es mit dem Anreizsystem zu Hause in Verbindung zu bringen, zusätzlich zu positiver Verstärkung und dem Festlegen von Einschränkungen im Haus. Das Elternmanagement-Training bereitete Matthew und mich darauf vor, mit Skylars problematischem Verhalten unter Umständen umzugehen, die für ihn normalerweise eine Herausforderung darstellen, insbesondere an einem öffentlichen Ort.

Es gibt verschiedene Trainingspläne, die in der Regel mehrere Sitzungen über mehrere Wochen umfassen. Eltern erlangen die Fähigkeit, während der Sitzungen sowohl Problemverhalten als auch gute Interaktionen zu erkennen und bei Bedarf Bestrafung oder Verstärkung einzusetzen. Der Einsatz von Verhaltensmethoden, die angemessenes Verhalten belohnen und unangemessenes Verhalten bestrafen, hilft Eltern dabei, ihre Kinder besser zu verwalten und mit ihnen zu interagieren.

Es wurde gezeigt, dass PMT Verhaltensprobleme in einer Reihe von Situationen und familiären Kontexten erheblich reduziert. Wenn Eltern gemeinsam mit anderen Eltern von Kindern mit ODD geschult werden, wird die soziale Unterstützung in der Gruppe gestärkt.

ODD-Psychotherapie

Das Wort „Psychotherapie" (auch „Gesprächstherapie" genannt)
bezieht sich auf eine Reihe therapeutischer Ansätze, die Ihnen
helfen sollen, nicht hilfreiche Gefühle, Gedanken und
Verhaltensweisen zu erkennen und zu ändern. Die
Zusammenarbeit mit einem Spezialisten für psychische
Gesundheit, beispielsweise einem Psychologen oder Psychiater,
kann Ihrer Familie Hilfe, Wissen und Anleitung bieten.

Zu den gängigen Formen der Psychotherapie zur Behandlung von
ODD gehören:

Kognitive Verhaltenstherapie (CBT): Die kognitive
Verhaltenstherapie ist eine Behandlungsmethode, die sich mit
Sprechen beschäftigt und bei der Bewältigung der Probleme Ihres
Kindes helfen kann, indem es seine Denk- und Verhaltensweise
ändert. Die kognitive Verhaltenstherapie geht davon aus, dass
Überzeugungen, Meinungen, körperliche Empfindungen und
Emotionen miteinander verknüpft sind. Diese individuelle
Beratungsform ist strukturiert und zielorientiert. Mit Hilfe eines
Therapeuten oder Psychologen untersucht Ihr Kind seine
Vorstellungen und Gefühle eingehend. Ihr Kind wird lernen, wie
seine Ideen sein Verhalten beeinflussen. Ihr Kind kann durch CBT
inakzeptable Verhaltensweisen und Gewohnheiten verlernen und
lernen, positiver zu denken und gesünder zu handeln. Ein auf CBT

basierendes Training zur Wutkontrolle ist wirksam bei der Behandlung von Wutproblemen bei Kindern mit ODD.

Für ältere Kinder sind therapeutische Behandlungen wie Perspektivenübernahme und Problemlösungstraining hilfreich. Kinder verbessern ihre Kommunikations- und Problemlösungsfähigkeiten. Er oder sie lernt auch, ihre Wut und Impulsivität zu kontrollieren.

Als CBT vorgeschlagen wurde, traf sich Skylar zweimal pro Woche mit seinem Therapeuten. Ihr Kind könnte seinen/ihren Therapeuten ein- oder zweimal pro Woche aufsuchen.

Skylars Therapieprogramm dauerte 16 Sitzungen. Bei anderen Kindern kann es länger oder kürzer sein, da ein typisches Therapieprogramm zwischen 6 und 20 Sitzungen umfasst und jede Sitzung zwischen 30 und 60 Minuten dauern kann.

Während der Therapietermine wird von Ihrem Kind erwartet, dass es mit dem Therapeuten zusammenarbeitet, um sein Verhalten in verschiedene Elemente zu zerlegen. Das Verhalten umfasst seine Haltung, Überzeugungen und Körperempfindungen.

Diese Bereiche werden von Ihrem Kind und dem Therapeuten untersucht, um festzustellen, ob sie unpraktisch oder schädlich sind, und um festzustellen, welche Auswirkungen sie auf Ihr Kind haben. Auf diese Weise kann sein/ihr Therapeut ihm/ihr dabei helfen, herauszufinden, wie es sich ändern kann negative Ideen und Verhaltensweisen.

Nachdem er entschieden hatte, was geändert werden sollte, forderte Skylars Therapeut ihn auf, die Anpassungen in seinen täglichen Aktivitäten zu üben und die Ergebnisse in seinen nachfolgenden Sitzungen zu besprechen.

Das ultimative Ziel der kognitiven Verhaltenstherapie besteht darin, Ihrem Kind dabei zu helfen, zu verstehen, wie es die in der Beratung erworbenen Fähigkeiten in seinem Alltag einsetzen kann. Am Ende des Programms sollen die gewonnenen Erkenntnisse Ihrem Kind bei der Bewältigung seiner Probleme helfen und verhindern, dass es sein/ihr Leben negativ beeinflusst.

Familienorientierte Therapie: Die Ziele der familienfokussierten Therapie (FFT), einer psychoedukativen Behandlung, sind die Verbesserung des psychischen und sozialen Wohlbefindens, die Vermeidung von Rückfällen und die Reduzierung affektiver Störungen. Diese Art der Therapie ist familienzentriert. Bei diesen Treffen werden Ihr Kind und Ihre Familie an psychoedukativen Diskussionen über ODD, Kommunikationsverbesserung und Problemlösungstechniken teilnehmen. Es kann dabei helfen, die Elemente in Ihrer häuslichen Umgebung zu bestimmen, die aggressives Verhalten verstärken oder verstärken könnten. Die Familie verändert sich durch diese Therapie. Es verbessert familiäre Beziehungen und Kommunikationsfähigkeiten.

Das FFT-Protokoll besteht aus drei Komponenten:

Psychoedukation/ Psychologische Ausbildung: Dazu gehört, den Angehörigen Bewältigungsstrategien für den Umgang mit Anzeichen und Spannungen beizubringen und eine Strategie zur Rückfallvermeidung zu entwickeln.

Verbesserung des Kommunikationstrainings: Die Familie erlernt verschiedene Methoden, um dysfunktionale Kommunikationsstrukturen zu verbessern.

Lösungsorientierte Techniken: Der Therapeut bietet bestimmte Techniken an, um mit Problemen umzugehen, die zu Hause zu Konflikten führen. Der FFT-Therapieplan enthält Ergänzungen, die Therapeuten zur Behandlung von Verhaltensproblemen verwenden können, sowie sitzungsspezifische Empfehlungen für jedes dieser Segmente.

Der Einsatz von FFT wurde mit einer verbesserten psychosozialen Funktion sowie einem höheren Lebensstandard, einem geringeren Rückfallrisiko und einer Verringerung der mit Depressionen verbundenen Symptome in Verbindung gebracht.

ODD-Heilmittel in Schulen

Die Schaffung einer lernförderlichen Atmosphäre für jedes Kind ist einer der wichtigsten Aspekte der Bildung. Selbst unter den besten Umständen ist dies angesichts der Vielfalt der Lernpräferenzen und Kompetenzniveaus schwierig, abgesehen von gesundheitlichen Problemen und den Auswirkungen häuslicher Probleme.

Durch die Einführung und konsequente Anwendung von Maßnahmen kann eine angenehme Lernumgebung aufrechterhalten werden. Allerdings kann ein Schüler mit ODD Auswirkungen auf jeden Schüler im Klassenzimmer haben.

Die Entwicklung von Lösungen durch Lehrer, um Kindern mit ODD dabei zu helfen, gute Lernergebnisse zu erzielen, erfordert eine detaillierte Vorbereitung und Planung. Auch wenn es den Anschein hat, dass ein organisiertes Klassenzimmer für die meisten Kinder die beste Option ist, ist dies bei Kindern mit ODS nicht immer der Fall.

Skylars Lehrer spielte eine große Rolle bei Skylars ODD-Behandlung. Sie gab uns viele Tipps und wie Skylar darauf reagierte. Ihrer Meinung nach ignorierte Skylar manchmal seinen Protest und seinen Wutanfall, wenn er sich weigerte, sein Klassenprojekt zu machen. Wenn er merkt, dass er von seinen Klassenkameraden und seinem Lehrer keine Aufmerksamkeit erhält, konzentriert er sich auf sein Projekt.

Wenn Skylar wirklich schwierig zu handhaben ist, sagt sie ihm manchmal, er solle in der Schulumgebung nach Blumen oder anderen Dingen suchen, die ihn beruhigen könnten. Sie sagte, dass er nach dieser Besorgung zum Unterricht zurückkomme und bereit sei, an allen Unterrichtsaktivitäten teilzunehmen.

Wenn Skylar einen Streit beginnt, verwandelt der Lehrer den Streit in eine interaktive Sitzung. Auf diese Weise wird das Thema im Klassenzimmer besprochen, sodass statt zu streiten, diskutiert wird.

Die Behandlung von ODD umfasst häufig unterstützende Maßnahmen, die den akademischen Erfolg, die Beziehungen zu Gleichaltrigen und die Fähigkeiten zur Problemlösung verbessern. Diese Maßnahmen können von Ausbildern, Berufsberatern und anderen Schulmitarbeitern ausgehen.

Diese Behandlungen könnten bestehen aus:

- Die Lehrer Ihres Kindes erhalten Schulungen und Ressourcen, um das Verhalten im Klassenzimmer zu verbessern und die Interaktion des Schülers mit ermutigenden Klassenkameraden zu erleichtern.

- Gönnen Sie den Schülern bei Bedarf Pausen, damit sie ihre Gefühle von Müdigkeit und Reizbarkeit kontrollieren können

- Methoden zur Verhinderung trotzigen Verhaltens oder seiner Eskalation: Entwicklung einer Strategie zur Bewältigung kognitiver Herausforderungen und psychischer Gesundheitssymptome

- Weitere Techniken, die Ihrem Kind dabei helfen, sich an die Regeln des Klassenzimmers zu halten und sich angemessen sozial zu verhalten.

Peer-Gruppen-Therapie

Während er Behandlungswässer für Skylar testete, meldete er sich für die Peer-Group-Therapie an. Die gleichzeitige Behandlung mehrerer Patienten durch einen oder mehrere medizinische Experten wird als Gruppentherapie bezeichnet. Gruppentherapie hilft den Patienten dabei, Leichtigkeit und Fähigkeit zu entwickeln, effektiv in der Gruppe zu funktionieren. Das Leben des Patienten außerhalb der Gruppe wird durch die erlernten Techniken beeinflusst. Dazu gehören Verhaltensänderungen, die Entwicklung zwischenmenschlicher und relationaler Fähigkeiten, Lernen, die Umsetzung proaktiver Maßnahmen und Bewältigungsmechanismen und trägt dazu bei, in der Gesellschaft gut zu funktionieren. Die Peer-Group-Therapie unterstützt die Entwicklung der Sozial- und Beziehungsfähigkeiten des Kindes. Die Flexibilität, die sozialen Fähigkeiten und die Fähigkeit des Kindes, die Frustration von Gleichaltrigen zu ertragen, werden durch Beratung in der Gruppe oder durch Training sozialer Kompetenzen verbessert.

Nachfolgend sind einige positive Charaktere aufgeführt, die Skylar während seiner Peer-Group-Therapie vorgestellt hat:

- Skylar wurde bewusst, dass es da draußen noch andere Menschen gibt, die das Gleiche erleben wie er.
- Skylar lernte, dass die Unterstützung anderer Patienten ihm dabei hilft, seine Selbstwahrnehmung zu verbessern.

- Skylar lernte die richtigen Techniken, um mit Menschen zu interagieren, ohne gereizt oder wütend zu werden.
- Skylar verspürte ein Gefühl der Verbundenheit, des Vertrauens und der Unterstützung anderer Patienten, was es ihm leicht machte, Freunde zu finden.
- Skylar hat verstanden, dass er für seine Entscheidungen im Leben verantwortlich ist.
- Skylar war sich der subtilen Einflüsse auf seine Gedanken und Gefühle bewusst.
- Die Peer-Group-Therapie hat eine Lernumgebung für Skylar und andere Patienten geschaffen, in der sie durch gegenseitiges Feedback mehr über ihren zwischenmenschlichen Einfluss erfahren können.

Obwohl es kein offiziell zugelassenes Medikament zur Behandlung von Zwangsstörungen gibt, empfiehlt der Arzt oder Psychiater Ihres Kindes möglicherweise bestimmte Medikamente zur Behandlung anderer Erkrankungen Ihres Kindes, wie etwa ADHS, Zwangsstörungen oder Depressionen. Einige der beunruhigenderen Anzeichen und Symptome von Verhaltensstörungen lassen sich möglicherweise besser mit Medikamenten behandeln. Diese Krankheiten können die ODD-Symptome verschlimmern, wenn sie nicht behandelt werden.

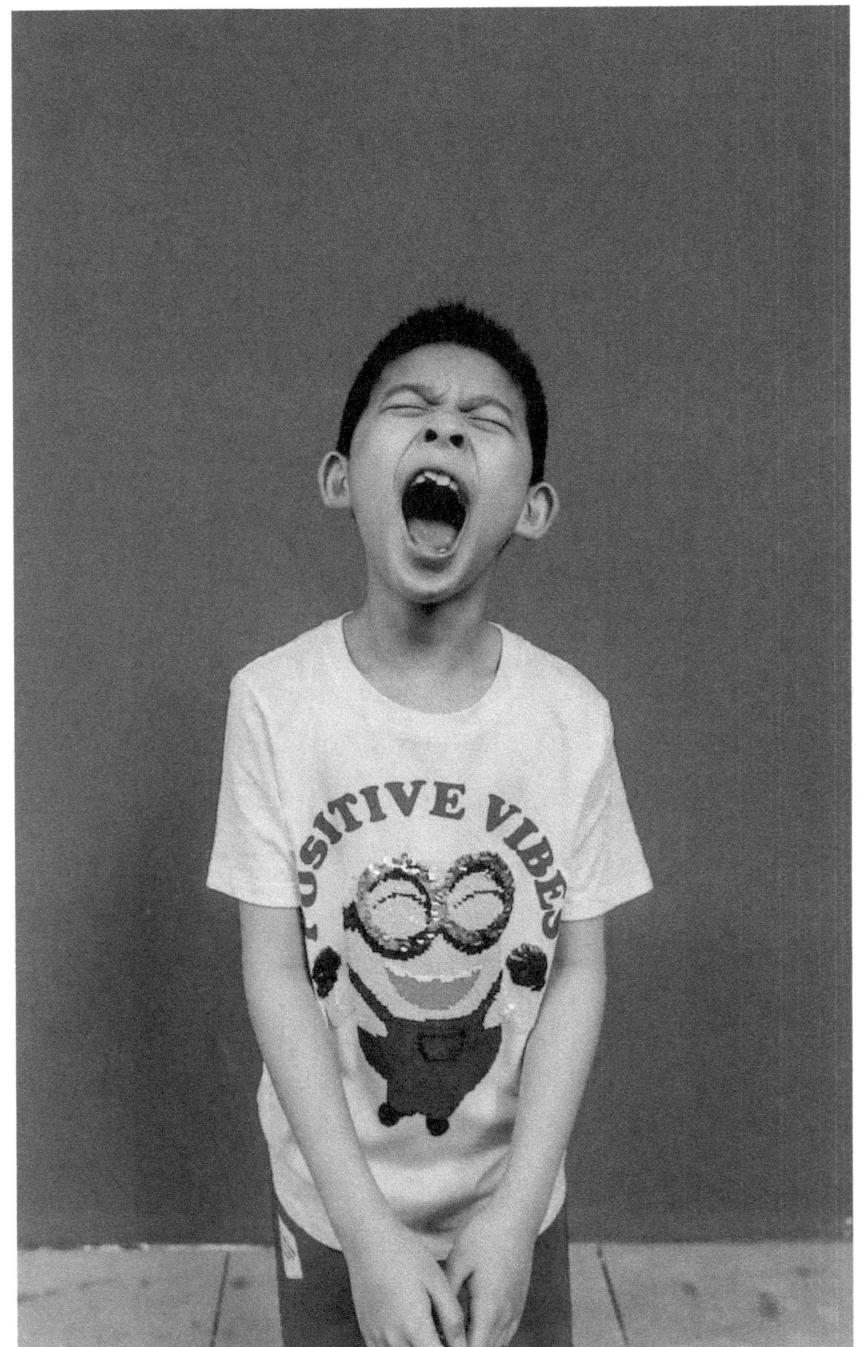
POSITIVE VIBES

KAPITEL 6

Bewältigungstechniken für Familien oppositioneller, trotziger Kinder

Die oppositionelle Trotzstörung könnte für die Familie anstrengend sein. Sie müssen das Kind unterrichten, es korrigieren und alles andere tun. Für Familien kann es schwierig sein, mit der oppositionellen Defiant Disorder (ODD) umzugehen. Diese Eltern brauchen Unterstützung und Mitgefühl. Wir mussten im Umgang mit Skylar in Topform sein.

Nachfolgend sind einige Behandlungsmechanismen aufgeführt, die Eltern von Kindern mit ODD anwenden können:

Stellen Sie sicher, dass Sie Ihrem Kind klar und prägnant vermitteln, was Sie erwarten: Seien Sie streng bei Ihren Regeln und Strafen und stellen Sie sicher, dass Ihr Kind sich der Auswirkungen seines Handelns bewusst ist. Erstellen Sie eine Liste mit „Hausregeln", die genau darlegen, was von Ihrem Kind erwartet wird. Verwenden Sie eine einfache Sprache, halten Sie die Liste kurz, konzentrieren Sie sich auf die Verhaltensweisen, mit denen Ihr Kind zu kämpfen hat, und beziehen Sie einige ein, die es leicht beherrschen kann, um den Erfolg zu maximieren, und stellen Sie sicher, dass die Regeln, die Sie durchsetzen möchten, angemessen sind. Bewahren Sie die Liste an einem Ort auf, an dem sich Ihr Kind den ganzen Tag über aufhält, damit Sie sie häufig gemeinsam durchgehen können. Wenn Sie bemerken, dass Ihr Kind Schwierigkeiten hat, die von Ihnen aufgestellten Hausregeln einzuhalten, denken Sie darüber nach, die Liste in eine Belohnungstabelle umzuwandeln, damit Ihr Kind eine kleine Belohnung für die erfolgreiche Einhaltung einer bestimmten Anzahl von Regeln jeden Tag erhalten kann.

Nutzen Sie praktische und natürliche Effekte: Während die Mehrheit der Eltern sich darüber im Klaren ist, dass Strafen ihren Kindern dabei helfen können, Verantwortungsbewusstsein, Verantwortlichkeit und Fähigkeiten zur Problemlösung zu erlernen, wissen nur sehr wenige Eltern, welche Arten von Strafen am besten funktionieren und wie sie anzuwenden sind. Die natürliche Konsequenz: Wenn Ihr Kind in der Schule nicht lernt oder sich nicht konzentriert, kann es scheitern, oder wenn es die Nahrungsaufnahme verweigert, wird es verhungern. Logische Konsequenzen hingegen erfordern Überlegungen und die Beteiligung Dritter, beispielsweise eines Elternteils, eines Lehrers oder einer Betreuerin, und sollen Kindern helfen, unangemessenes Verhalten durch angemessenere Entscheidungen zu ersetzen. (Verweigert Ihr Kind nach Aufforderung das Aufräumen, wird seine Freizeit für eine bestimmte Zeit gekürzt). Beide Ansätze zur Korrektur eines Kindes mit ODD können effektiv sein, aber da ungünstige Maßnahmen nicht immer ungünstige Folgen haben, sind logische Konsequenzen insgesamt ein besserer Plan.

Positive Verstärkung: Positive Verstärkung ist ein wirksames Instrument im Umgang mit der oppositionellen Trotzstörung bei Kindern. Wenn sich Ihr Kind positiv verhält, beispielsweise indem es sich an Regeln hält oder Aufgaben erledigt, loben und belohnen Sie es. Bauen Sie immer auf den positiven Charakteren oder Taten auf; Wann immer ein Kind Flexibilität oder Kooperation zeigt, loben Sie es. Aufgrund ihrer Schwierigkeiten, ihre Gefühle zu kontrollieren, sind Kinder mit ODD anfälliger für Gewaltausbrüche und Wutanfälle. Feiern Sie die Erfolge Ihres Kindes, wenn diese es ihm ermöglichen, sein Verhalten über einen längeren Zeitraum als gewöhnlich zu kontrollieren. Lassen Sie Ihr Kind wissen, dass Sie sich des Mehraufwands bewusst sind und dafür dankbar sind. Wenn Ihr Kind ruhig ist und gut funktioniert, nehmen Sie sich die Zeit, Spaß zu haben und mit ihm in Kontakt zu treten. Die Praxis, ein Kind dafür zu belohnen, dass es ein gewünschtes Verhalten zeigt, erhöht die Wahrscheinlichkeit, dass das Kind es wiederholt.

Effektive Kommunikation: Beteiligen Sie sich an einer effektiven Kommunikation, indem Sie aufmerksam zuhören, Ihrem Kind zeigen, dass Sie es verstehen, und seine Gefühle bestätigen. Konflikte können durch effiziente Kommunikation verringert werden und Ihre Bindung zu Ihrem Kind kann dadurch wachsen.

Wenn Sie im Begriff sind, die Situation mit Ihrem Kind zu verschlimmern, gönnen Sie sich eine Pause oder eine Auszeit. Dies ist ein positives Beispiel für Ihr Kind. Unterstützen Sie Ihr Kind, wenn es sich eine Auszeit nimmt, um eine Überreaktion oder eine Eskalation einer negativen Situation zu verhindern. Es sollen positive Begegnungen stattfinden. Den ganzen Tag über werden Kinder, die an Verhaltensstörungen wie ODD leiden, viel Kritik ausgesetzt. Auch wenn dies nicht immer bewusst geschieht und häufig direkt vom Kind gewünscht wird, kann sich die Zeit, die Lehrer und Eltern damit verbringen, diese Kinder zu kritisieren, nachteilig auf ihr Selbstwertgefühl auswirken. Versuchen Sie daher, eine Verbindung zu ihm aufzubauen, egal wie widerspenstig und widerspenstig Ihr Kind ist, loben Sie es, wann immer Sie können, und legen Sie Wert darauf, die positiven Dinge hervorzuheben, die Ihr Kind jeden Tag tut.

Schaffen Sie eine ruhige und organisierte Atmosphäre: Schaffen Sie eine ruhige und organisierte Atmosphäre, indem Sie versuchen, einen normalen Zeitplan für Aktivitäten, Mahlzeiten und Schlafenszeiten einzuhalten. Ihr Kind fühlt sich dadurch möglicherweise sicherer und weniger gestresst. Kinder, die ausreichend schlafen, Sport treiben und sich gesund ernähren, können ihre Emotionen besser kontrollieren. Legen Sie großen Wert darauf, ausreichend zu schlafen, sich gesund zu ernähren und Sport zu treiben. Ihre gesamte Familie wird von einem strukturierten, gesunden Lebensstil profitieren, nicht nur das Kind mit ODD!

Sich selbst versorgen: Die Betreuung eines Kindes mit ODD kann emotional und körperlich anstrengend sein, also passen Sie auf sich auf. Verbringen Sie etwas Zeit damit, sich um Ihre eigenen Bedürfnisse zu kümmern, z. B. Sport zu treiben, Hobbys nachzugehen und Kontakte zu Ihren Lieben zu knüpfen, die Sie unterstützen. Behalten Sie Interessen bei, abgesehen von der Betreuung Ihres seltsamen Kindes, damit es nicht Ihre gesamte Zeit und Ressourcen in Anspruch nimmt. Nutzen Sie einen gesunden Lebensstil wie Bewegung und Entspannung, um Ihren Stress zu bewältigen. Nutzen Sie nach Bedarf Ruhezeiten und andere Pausen. Behalten Sie Ihre Lieblingsbeschäftigungen und Interessen bei und kümmern Sie sich um sich selbst. Wenn Ihr Kind mit anderen Erwachsenen (Lehrern, Trainern und Erziehern) interagiert, versuchen Sie, mit ihnen zusammenzuarbeiten und ihre Unterstützung zu erhalten.

Wähle deine Kämpfe: Geben Sie den Dingen, die Ihr Kind tun soll, eine höhere Priorität, da das ODD-Kind Machtkämpfe nur schwer vermeiden kann. Planen Sie keine zusätzliche Zeit zum Streiten ein, wenn Sie Ihr Kind wegen Fehlverhaltens für eine Auszeit in sein Zimmer schicken. Ein Kind mit oppositioneller Trotzstörung hofft oft, seine Eltern in einen Willenskampf verwickeln zu können. Erklären Sie in wenigen Worten Ihre

Position oder Ihre elterlichen Anforderungen und diskutieren Sie dann nicht weiter über das Thema. Für Kinder ist es schwierig zu streiten, wenn sie niemanden haben, der mit ihnen streiten kann! Wenn Sie sich mit einem aufsässigen Kind auf einen Streit einlassen, haben Sie dem Kind die Macht gegeben, den Streit zu kontrollieren.

Entziehen Sie Ihrem Kind nicht den Schlaf: Schlaf ist für die Entwicklung und das Wohlbefinden unseres Kindes so wichtig, und ein Mangel an erholsamem Schlaf kann die Symptome der oppositionellen Trotzstörung und anderer psychischer Erkrankungen verschlimmern, die die Symptome von ODD verursachen oder verschlimmern können.

Machen Sie sich keine Sorgen, wenn Sie nicht sofort eine Verbesserung bemerken. Denken Sie daran, dass der Umgang mit ODD ein Prozess ist und es keine einheitliche Lösung gibt. Probieren Sie weiterhin verschiedene Strategien aus und suchen Sie bei Bedarf professionelle Hilfe auf. Viele Kinder mit ODD reagieren auf positive Erziehungstechniken.

SELTSAMES MANAGEMENT IM KLASSENZIMMER: STRATEGIEN

Ein Kind mit ODD kann im Klassenzimmer besonders störend sein. Viele Lehrer sind nicht darauf vorbereitet, mit einem Kind umzugehen, dessen Hauptziel darin besteht, die Aufmerksamkeit aller außer sich selbst zu erregen. Sogar Ausbilder, die auf Verhaltensstörungen geschult sind, sind häufig frustriert. Das Verständnis der oppositionellen Trotzstörung kann unabhängig davon, ob bei Ihrem Schüler eine Diagnose vorliegt oder nicht, von Vorteil sein. Viele der Taktiken und Strategien können für alle Kinder von Vorteil sein, die häufig rebellisches oder störendes Verhalten zeigen. Anstelle von Strafen benötigen Kinder, die oppositionelles Verhalten zeigen, häufig umfassende Interventionen und Unterstützung. Hier sind einige Methoden zum Umgang mit ODD in einer schulischen Umgebung.

Nutzen Sie Tische für Belohnungen: Bei der Unterstützung von Kindern mit ODS sind Aufkleberkarten eine unkomplizierte und dennoch wirksame Methode für positives Feedback. Sie werden oft verwendet, um ein bestimmtes Verhalten (Gewalt) zu bestrafen oder um anhaltend hervorragendes Verhalten den ganzen Tag über anzuerkennen. (Höflich sein, sich abwechseln, Manieren anwenden, Anweisungen befolgen usw.). Um die Dynamik aufrechtzuerhalten, wird häufig jedes Mal, wenn ein Kind eine bestimmte Anzahl an Aufklebern erhält, eine größere Belohnung ausgeschüttet.

Legen Sie einen bestimmten Bereich Ihres Klassenzimmers als „Ruheecke" fest: Wenn es darum geht, Kinder mit ODD zu unterstützen, kann es sehr effektiv sein, einen bestimmten Bereich Ihres Klassenzimmers als „Ruheecke" einzurichten, in der Schüler eine Pause einlegen können, wenn sie sich überfordert fühlen. Sie können einem Kind raten, die Beruhigungsecke zu nutzen, wenn Sie seine Frustration spüren. Es ist äußerst hilfreich, Kindern beizubringen, ihre Gefühle zu erkennen und sie mit Beruhigungstechniken auszustatten, bevor die Dinge außer Kontrolle geraten. Sie können eine Vielzahl von Gegenständen in der „Calm Down Corner" Ihres Klassenzimmers aufbewahren, um den Lernenden dabei zu helfen, den Umgang mit ihren Emotionen zu erlernen, darunter Bücher, Kopfhörer mit Geräuschunterdrückung, beruhigende Malbücher, Buntstifte, Knetmasse und eine Auswahl an zappeligen Gegenständen Geeignet für den Einsatz in einem Klassenzimmer.

Überlebensmechanismen lehren: Kindern fehlt häufig die Selbstbeherrschung, um sich alleine zu entspannen. Sie benötigen eine spezifische Unterweisung in den Fähigkeiten, die ihnen ein Gefühl von Leichtigkeit, Sicherheit und Kontrolle vermitteln können. Kinder sollten diese Fähigkeiten verstehen und ausführlich üben, wenn sie entspannt sind (nicht, wenn sie verärgert sind). Dazu gehört, dass Sie sich Zeit nehmen, um Aktivitäten wie Tagebuchschreiben, Zeichnen und Musikhören zu üben. Es ist keine Zeitverschwendung, Bewältigungsstrategien zu vermitteln; Dies zu tun ist eine lebensnotwendige Fähigkeit.

Geben Sie Optionen an: Es ist offensichtlich, dass Kinder gerne die Kontrolle über ihr Schicksal haben, und auch wenn sich Klassenzimmer nicht dafür eignen, jedem Kind eine Million verschiedene Optionen zu bieten, handelt es sich hierbei um eine der oppositionellen Trotzstörungstechniken, die Wunder bei der Unterstützung von Kindern mit ODD bewirken. Beschränken Sie die Anzahl der Optionen immer auf ein Minimum (ideal sind 2–3). Wenn Sie möchten, dass das Kind eine Aufgabe oder Aktivität erledigt, sollten Sie darüber nachdenken, diese mit einer oder zwei weniger ansprechenden Optionen zu kombinieren. Auf diese Weise ist es wahrscheinlicher, dass der Schüler die von Ihnen bevorzugte Option wählt, aber er wird das Gefühl haben, die Situation besser unter Kontrolle zu haben und ein viel bereitwilligerer Teilnehmer zu sein.

Geben Sie eine gute Bewertung ab: Es ist wichtig zu bedenken, dass Kinder mit ODD jeden Tag zahlreiche ungünstige Begegnungen erleben. Ständige Kritik von Eltern, Lehrern, Betreuern und sogar Freunden darüber, was sie falsch machen, kann ziemlich schwerwiegende Langzeitfolgen haben. Versuchen

Sie also, eine Verbindung zu diesen Kindern aufzubauen, auch wenn es manchmal herausfordernd erscheint. Erfahren Sie, wie sie funktionieren, damit Sie diesen Interessen Rechnung tragen und sie motivieren können. Loben Sie, wann immer es angebracht ist, und finden Sie eine Möglichkeit, die Aufmerksamkeit auf mindestens eine Sache zu lenken, die diese Kinder jeden Tag richtig machen.

Ermöglichen Sie mehr Freizeit: Kinder, die anfällig für Gefühlsausbrüche, Gereiztheit und Wut sind, können von regelmäßigen Pausen im Laufe des Schultages profitieren. Geben Sie ihnen die Erlaubnis, in der Ruheecke des Klassenzimmers eine Pause einzulegen, wenn Sie bemerken, dass sie anfangen, unruhig zu werden, oder organisieren Sie eine andere Aktivität, an der sie teilnehmen können, um ihre Aufmerksamkeit von ihren Emotionen abzulenken. Sie könnten sie bitten, einem Schüler mit Schwierigkeiten zu helfen, oder ihnen die Aufgabe übertragen, Bücher oder Zeitschriften im Klassenzimmer zu verteilen. Verwenden Sie Ihr bestes Urteilsvermögen und haben Sie keine Angst, erfinderisch zu sein, wenn Sie bemerken, dass negative Emotionen aufsteigen. Denken Sie daran, dass Sie konstruktive Wege finden möchten, mit diesen Kindern umzugehen.

Regeln und Erwartungen sollten klar und einheitlich dargelegt werden: Selbst die erfahrensten und vielseitigsten Lehrer können es als schwierig empfinden, im Klassenzimmer mit der oppositionellen Trotzstörung umzugehen. Es wird Tage geben, an denen es sich einfacher anfühlt, den Forderungen des Kindes nachzugeben, und obwohl es Ihnen auf kurze Sicht Vorteile bringen kann, wird es die Dinge auf lange Sicht schwieriger machen. Wenn Sie sich zu Beginn des Schuljahres die Zeit nehmen, Ihre Regeln und Erwartungen klar zu erklären und sich daran zu halten, egal wie wütend oder streitlustig Ihre Schüler sind, wird es Ihnen dabei helfen, die Autorität über Ihr Klassenzimmer zu behalten und positive Auswirkungen auf alle Ihre Schüler zu haben werden. Auch wenn sie möglicherweise nicht mit allen Ihren Richtlinien einverstanden sind, werden sie von der Vorhersehbarkeit und Konsistenz profitieren, die Sie im Laufe des akademischen Jahres durchsetzen.

Vermeiden Sie Dominanzkämpfe: Machtkämpfe um jeden Preis zu vermeiden, ist ein weiterer hervorragender Ratschlag für ODD-Klassenzimmer. Wenn ein Schüler anfängt, mit Ihnen zu streiten, erinnern Sie ihn mit einfachen Worten an Ihre Erwartungen und an die Strafen, die ihm bei Nichterfüllung drohen, und verlassen Sie dann den Klassenraum. Vermeiden Sie Hin- und Hergespräche, da dies die Situation nur verschlimmert. Ziehen Sie die Konsequenzen und bewahren Sie so viel Neutralität wie möglich, wenn das Kind sich weigert, der an es gestellten Bitte nachzukommen.

Achten Sie auf Ihren Ton: Für Kinder und insbesondere für diejenigen mit der oppositionellen Trotzstörung kann der Tonfall der Stimme eine große Bedeutung haben. Beachten Sie Ihre

Sprachmuster. Manchmal können scheinbar unbedeutende Details große Auswirkungen haben. „Bitte nimm deine Hausaufgaben für heute raus" ist viel netter und ruhiger als „Nimm deine Hausaufgaben sofort raus."

Verwenden Sie visuelle Elemente und bieten Sie Übergangswarnungen an: Visuelle Zeitpläne zeigen den Verlauf der Aktivitäten visuell an. Visuelle Zeitpläne können mithilfe von Wörtern, Bildern und anderen Elementen erstellt werden. In den meisten Klassenzimmern gibt es einen einfachen Zeitplan, der die verschiedenen Aktivitäten beschreibt, an denen die Schüler im Laufe des Tages teilnehmen werden. Einige Kinder profitieren jedoch davon, wenn sie eine genauere Aufschlüsselung dessen erhalten, was zu jedem Zeitpunkt passieren wird. Sie werden in der Lage sein, ihre Emotionen zu planen und besser unter Kontrolle zu behalten, wenn sie wissen, was von ihnen erwartet wird. Kinder, denen der Übergang von einer Aufgabe zur nächsten Schwierigkeiten bereitet, können von Warnungen vor Übergängen profitieren. Wenn sie von einer bevorzugten Aufgabe zu einer wechseln, die sie weniger interessant finden, ist dies besonders wichtig. Ein Timer ist ein fantastisches Hilfsmittel, da er es Kindern ermöglicht, den Ablauf der Zeit visuell zu verfolgen. Auch das Hinzufügen von 10-, 5- und 3-Minuten-Warnungen kann bei Übergängen hilfreich sein.

Sei tolerant: Es braucht Zeit, um das gegensätzliche Chaos im Klassenzimmer zu bewältigen. Versuchen Sie, die Dinge nicht persönlich zu nehmen und denken Sie daran, dass die Verhaltensweisen, die Sie beobachten, keinen persönlichen Angriff auf Sie darstellen. Suchen Sie nach Möglichkeiten, positiv mit Ihren Schülern zu interagieren, damit Sie sie auf persönlicher Ebene besser verstehen können. Sie können in der Schule, zu Hause und überall sonst Ihr Bestes geben, wenn Sie Maßnahmen ergreifen, wenn Sie sich unruhig fühlen, und regelmäßig Pausen außerhalb des Unterrichts einlegen.

Denken Sie immer daran, feste Grenzen zu setzen, Machtkämpfe zu unterlassen, positive Verstärkung einzusetzen, vernünftige Konsequenzen für schlechtes Verhalten zu benennen und nach Möglichkeiten zu suchen, mit seltsamen Kindern in Ihrem Leben in Kontakt zu treten und sie zu loben.

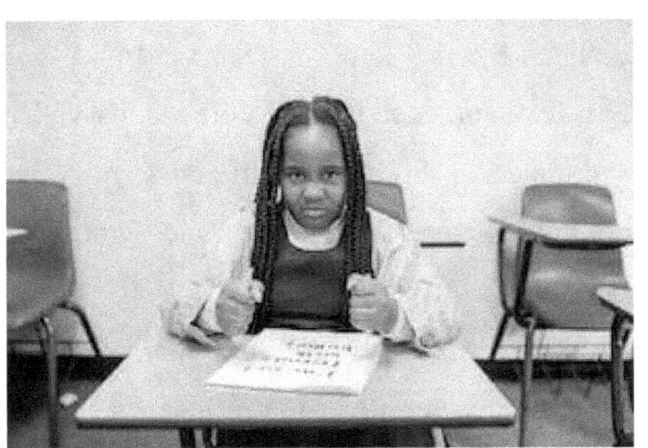

KAPITEL 7

Prävention von ODD

Die oppositionelle Trotzstörung ist möglicherweise nicht vermeidbar, aber indem Sie Symptome erkennen und behandeln, sobald sie auftreten, können Sie das Leid, das Ihr Kind und Ihre Familie erleiden, lindern. Es kann auch bei der Vorbeugung vieler mit der Erkrankung verbundener Probleme hilfreich sein. Nahe Angehörige können erfahren, was zu tun ist, wenn die Symptome erneut auftreten. Frühzeitiges Eingreifen und gute Erziehungspraktiken können dazu beitragen, das Verhalten zu verbessern und eine Verschlechterung zu verhindern. Es ist vorzuziehen, ODD so schnell wie möglich zu behandeln.

Die richtige Art der Behandlung kann das Selbstvertrauen Ihres Kindes und Ihre Verbindung zu ihm wiederherstellen. Eine frühzeitige Intervention wird auch die Interaktionen Ihres Kindes mit anderen wichtigen Menschen in seinem Leben, wie Lehrern und Betreuern, verbessern. Eine pflegende, ermutigende und konsistente häusliche Umgebung kann auch dazu beitragen, die Symptome zu lindern und das Aufflammen trotzigen Verhaltens zu verhindern.

Eltern und andere Betreuer können die folgenden Methoden anwenden, um das Risiko ihrer Kinder, an dieser Störung zu erkranken, zu verringern:

Stellen Sie eine konstruktive und ermutigende Verbindung her: Kinder, die eine ausgezeichnete Verbindung zu ihren Eltern oder anderen Bezugspersonen haben, neigen weniger dazu, oppositionelles Verhalten zu zeigen. Stellen Sie sicher, dass Sie Ihr Kind emotional unterstützen, viel Zeit mit ihm verbringen und klar mit ihm kommunizieren.

- Motivieren Sie Ihr Kind zu körperlichen Aktivitäten, Hobbys und sozialen Interaktionen mit Gleichaltrigen, um eine positive und lebendige Atmosphäre zu schaffen. Geben Sie ihm/ihr die Möglichkeit zu lernen, kreativ zu sein und zu erkunden.

- Wenn Ihr Kind schweres und anhaltendes oppositionelles Verhalten an den Tag legt, ist es von Vorteil, die Hilfe eines Experten für psychische Gesundheit in Anspruch zu nehmen, der Ihnen und Ihrem Kind Unterstützung und Anleitung bieten kann.

Generell ist die Schaffung einer nährenden und unterstützenden Atmosphäre, die positives Verhalten und gesunde Beziehungen fördert, von entscheidender Bedeutung für die Vorbeugung von ODD.

Techniken zur Stresskontrolle bei oppositioneller Trotzstörung

Um die Anzeichen von ODD zu kontrollieren, ist es wichtig, über wirksame Methoden zur Stressbewältigung zu verfügen. Stress kann ein Auslöser für seltsames Verhalten sein. Hier sind einige Methoden, die nützlich sein könnten:

Entspannungsstrategien: Üben Sie Entspannungsstrategien wie Yoga, Meditation oder tiefes Atmen. Diese Methoden tragen dazu bei, den Geist zu beruhigen und die Produktion von Stresschemikalien im Körper zu senken.

Übung: Regelmäßige Bewegung ist eine großartige Methode, um Stress abzubauen. Endorphine, die natürlich vorkommende Stimmungsaufheller sind, werden während des Trainings freigesetzt und können beim Schlafen, beim Abbau von Angstzuständen und beim allgemeinen Wohlbefinden helfen.

Kognitive Verhaltenstherapie: (CBT) kann Menschen mit ODD dabei helfen, ihre Ideen und Verhaltensweisen zu kontrollieren. Es schult sie darin, destruktive Denkmuster zu erkennen und sie durch konstruktive zu ersetzen, was Stress abbauen und ihre Stimmung heben kann.

Soziale Unterstützung: Ein solides Unterstützungsnetzwerk kann für die Stressbewältigung sehr hilfreich sein. Dies kann für enge Freunde, Verwandte oder Unterstützerorganisationen gelten.

Management von Zeit: Stress und Sorgen können durch ineffektives Zeitmanagement entstehen. Priorisieren Sie Ihre Aufgaben und planen Sie Zeit für Selbstpflegeaktivitäten wie Bewegung oder Entspannungstechniken ein.

Vermeiden Sie Auslöser: Wenn möglich, halten Sie sich von Personen oder Umständen fern, die dazu neigen, seltsame Verhaltensweisen auszulösen. Bereiten Sie Bewältigungsmechanismen vor, um unter solchen Umständen mit Spannungen umzugehen, wenn Vermeidung keine Option ist.

Achtsamkeit: Der Einsatz von Achtsamkeitstechniken kann Stress reduzieren und die allgemeine Gesundheit verbessern. Negative Gedanken und Gefühle können durch das Üben von Achtsamkeit gemindert werden. Dazu gehört auch, auf den gegenwärtigen Moment zu achten, ohne ein Urteil zu fällen.

Die oben genannten Methoden funktionieren möglicherweise nicht bei jedem. Daher ist es wichtig, mit einem Experten für psychische Gesundheit zusammenzuarbeiten, um einen speziellen Behandlungsplan für den Umgang mit ODD-Symptomen zu erstellen.

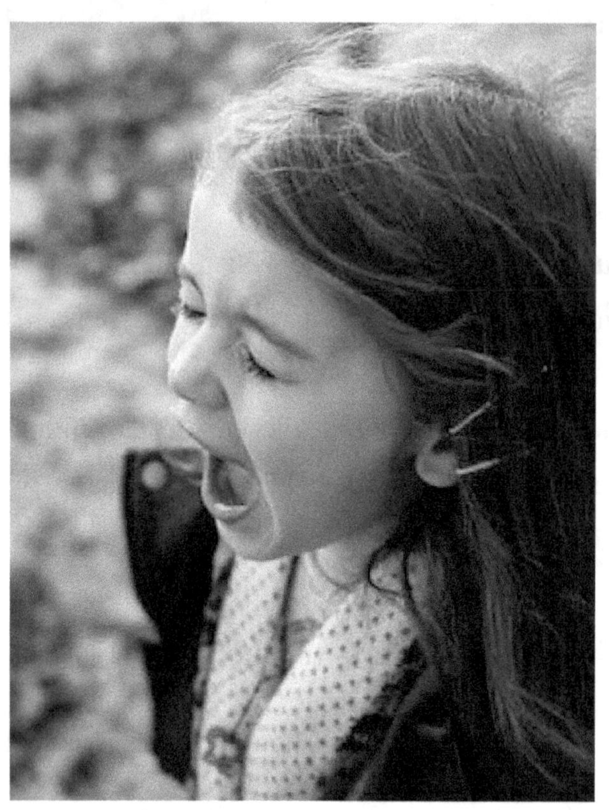

KAPITEL 8

ABSCHLUSS

Ein Verhaltensproblem bei Kindern, das als oppositionelle trotzige Störung (ODD) bekannt ist, ist durch anhaltenden Trotz und Aggression gekennzeichnet.

Der Erziehungsstandard scheint eine wichtige Rolle bei der Entstehung von ODD zu spielen.

Als Behandlungsmöglichkeiten stehen Schulungen in Elternmanagement und Familientherapie zur Verfügung.

Für Eltern kann es schwierig sein, mit rebellischen oder sehr störenden Kindern und Jugendlichen umzugehen. Während gelegentliches trotziges Verhalten bei kleinen Kindern und Jugendlichen häufig vorkommt, kann anhaltendes und unangemessenes Verhalten auf eine oppositionelle Trotzstörung hinweisen. (SELTSAM).

Zukünftige Pläne zur Behandlung und Erforschung der oppositionellen Trotzstörung

Hier sind einige mögliche zukünftige Richtungen für die ODD-Forschung und -Behandlung:

Neurobiologische Studie: Es gibt immer mehr Beweise dafür, dass ODD mit strukturellen und funktionellen Anomalien des

Gehirns zusammenhängt. Zukünftige Studien könnten sich darauf konzentrieren, die genauen neuronalen Schaltkreise zu finden, die mit ODD verbunden sind, und Behandlungen zu entwickeln, die speziell auf diese Schaltkreise abzielen.

Genetische Untersuchung: Es gibt Hinweise darauf, dass ODD genetische Ursachen haben könnte, die genauen Gene und Signalwege, die an der Störung beteiligt sind, sind jedoch noch unbekannt. Zukünftige Studien könnten sich darauf konzentrieren, diese Gene zu lokalisieren und maßgeschneiderte Behandlungen zu entwickeln, die auf der genetischen Ausstattung einer Person basieren.

Erziehung Maßnahmen: Es wurden einige Erziehungsstrategien für Kinder mit ODS entwickelt, deren Wirksamkeit jedoch inkonsistent war. Zukünftige Studien könnten sich darauf konzentrieren, die besten Erziehungstechniken zu ermitteln und Behandlungen zu entwickeln, die auf die Bedürfnisse bestimmter Familien zugeschnitten sind.

Technologiebasierte Initiativen: Kinder und Familien mit ODD können durch technologiebasierte Modifikationen wie Online-Kurse und mobile Anwendungen in großer Zahl erreicht werden. Die Entwicklung und Bewertung dieser Ansätze zur Feststellung ihrer Wirksamkeit könnte Gegenstand künftiger Studien sein.

Angesichts der Komplexität von ODD könnten sich zukünftige Studien auf die Entwicklung vielfältiger Ansätze konzentrieren, die verschiedene Behandlungsformen wie kognitive Verhaltenstherapie, Familientherapie und Medikamente integrieren.

Im Allgemeinen gibt es noch viel zu lernen über ODD, und zukünftige Studien werden wahrscheinlich weiterhin neue Aspekte für das Verständnis und die Behandlung dieser Erkrankung untersuchen.